BEI GRIN MACHT SICH IHR WISSEN BEZAHLT

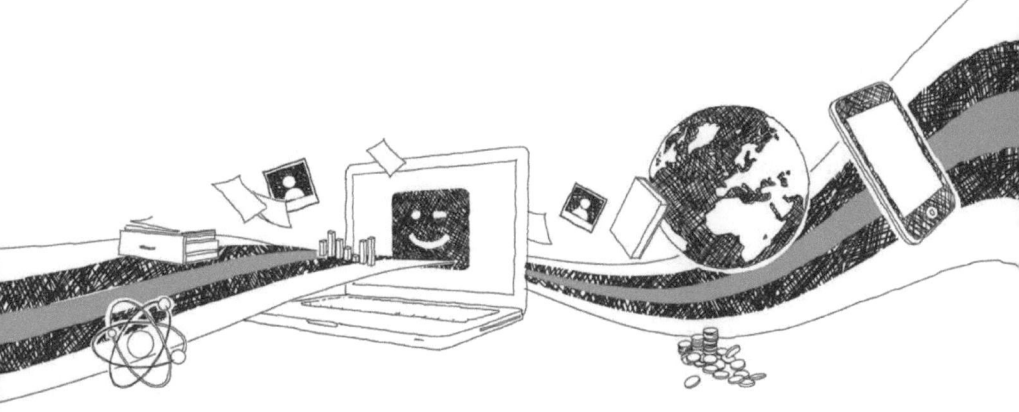

- Wir veröffentlichen Ihre Hausarbeit,
  Bachelor- und Masterarbeit

- Ihr eigenes eBook und Buch -
  weltweit in allen wichtigen Shops

- Verdienen Sie an jedem Verkauf

Jetzt bei www.GRIN.com hochladen und kostenlos publizieren

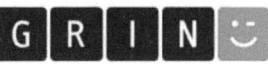

Carola Wondrak

"Ärzteschwemme" oder "Ärztemangel"

Nur ein regionales Problem?

GRIN Verlag

Bibliografische Information der Deutschen Nationalbibliothek:

Die Deutsche Bibliothek verzeichnet diese Publikation in der Deutschen National-
bibliografie; detaillierte bibliografische Daten sind im Internet über http://dnb.d-
nb.de/ abrufbar.

Impressum:

Copyright © 2013 GRIN Verlag GmbH
Druck und Bindung: Books on Demand GmbH, Norderstedt Germany
ISBN: 978-3-656-51098-7

Dieses Buch bei GRIN:

http://www.grin.com/de/e-book/262300/aerzteschwemme-oder-aerztemangel

GRIN - Your knowledge has value

Der GRIN Verlag publiziert seit 1998 wissenschaftliche Arbeiten von Studenten, Hochschullehrern und anderen Akademikern als eBook und gedrucktes Buch. Die Verlagswebsite www.grin.com ist die ideale Plattform zur Veröffentlichung von Hausarbeiten, Abschlussarbeiten, wissenschaftlichen Aufsätzen, Dissertationen und Fachbüchern.

Besuchen Sie uns im Internet:

http://www.grin.com/

http://www.facebook.com/grincom

http://www.twitter.com/grin_com

"Ärzteschwemme" oder "Ärztemangel"
Nur ein regionales Problem?

„Gesundheitsökonomik"
Im Studiengang Wirtschaftswissenschaften

Sommersemester 2013

Vorgelegt von:
Carola Wondrak

Frankfurt am Main

Mit dieser Publikation möchte ich mich bei Sigrid bedanken.
Dafür, dass sie mir immer gezeigt hat, dass Lesen Spaß macht, dass es immer etwas Gutes zu essen gab. Dafür, dass ich immer wieder zu hören bekommen habe, dass sie stolz auf mich ist. Dafür, dass sie mich funkeln lässt.
Danke.

In jedem Herzen liegt ein Edelstein. Im Licht der Liebe beginnt er zu funkeln.

Chris Griscom

Inhaltsverzeichnis

Anzahl Wörter: 3706

1   Problemstellung und Motivation

Eine Versorgung der Bürger durch ausreichend Ärzte und Fachärzte zeigt in den Zeiten der Urbanisierung einige Fragen im Hinblick auf die Umstrukturierung und die Ausgestaltung auf.

Gibt es genügend Ärzte und sind diese gerecht verteilt? Wo sollen die Ärzte, die jährlich mehr werden[1], eingesetzt werden? Es stellt sich die Frage, welche Verteilung sinnvoll ist und ob die aktuelle, optimale heutige Verteilung auch in Zukunft bestehen kann. Es gibt für Ärzte eine Vielzahl von Anreizen, sich in der Stadt nieder zu lassen, aber auch einige Argumente für das Praktizieren auf dem Land. Die Gesetzgeber wenden sogar Anreizsysteme an, um die Verteilung zu regulieren, worauf in den nächsten Kapiteln eingegangen wird.

Die Unterschiede in der regionalen Distribution und deren Hintergründe werden anhand verschiedener Quellen erarbeitet und dargestellt. Ein kurzer Blick auf die internationalen Verhältnisse folgt. Zudem wird andiskutiert, welche anderen Ursachen die aktuelle Verteilung hat und welche aktuellen Engpässe aus anderen Begründungen (als regionalen) resultieren.

Die Ergebnisse werden im Fließtext präsentiert, da die Argumentation verständlich ist und Schaubilder keinen Gewinn des Verständnisses bringen.

2   Die Rolle der Ärzte

Gemeinhin lassen sich alle Ärzte, egal, wo sie räumlich anzutreffen sind, als Doppelagenten begreifen, die eine Verantwortung gegenüber dem Patienten als auch gegenüber sich selbst haben. Für den Patienten ist die medizinische Versorgung von großer Bedeutung für die Lebensqualität, denn ohne Gesundheit keinen Nutzen aus seinem Einkommen[2]. „Nur wer gesund ist, kann auf dem Arbeitsmarkt Einkommen erzielen"[3]. Beispielsweise würde man mit einem gebrochenen Arm nicht als Schreiner arbeiten können, solange es noch nicht verheilt ist. Die Patienten sind folglich immer auf der Suche nach dem effizientesten Tradeoff zwischen Einkommen und Konsum und Gesundheit[4]. Ärzte wägen wie andere Ökonomen gegeneinander

---

[1] Destatis (2012)
[2] Breyer / Buchholz (2009), S. 191
[3] Studiengemeinschaft Darmstadt (2013)
[4] Breyer / Kifmann / Zweifel (2009), S. 104

ab, wie viel Freizeit er opfert und welches Nettoeinkommen damit erzielt werden kann. Nicht immer ist diese Entscheidung ethisch tragbar. Die Ressourcenverwendung, also der Zeitaufwand, variiert auch abhängig davon, ob sich der Arzt auf dem Land oder in einer Stadt befindet und ob er Spezialist ist oder nicht. Ärzte produzieren Glaubensgüter, weil das Informationsgefälle zwischen Arzt und Patient nicht kompensiert werden kann[5] und die Kunden auf die richtige Diagnose, Therapie und Vorsorge vertrauen müssen. Man kann sie nicht greifen und muss drauf vertrauen, dass der Betrag an Geld angemessen ist die Behandlung die gewünschte Wirkung erzielt. Werfen wir nun einen Blick auf die „Heterogenität der Versorgungsregionen"[6].

3 Ärzteversorgung

Im Auftrag des Bundesgesundheitsministeriums überprüft der Sachverständigenrat circa alle zwei Jahre die Auslastung und andere Faktoren des Gesundheitswesens[7].

Der Sachverständigenrat hat hier in drei Kategorien untergliedert: Zum einen gibt es die Unterversorgung[8], das was umgangssprachlich als Ärztemangel bezeichnet wird, bedeutet Versorgungsengpässe der medizinischen Leistungen, obwohl eine Nachfrage dafür besteht[9]. Existiert eine Unterversorgung in einer Region, werden zusätzliche Anreize gegeben, dass sich die Ärzte dort niederlassen[10]. 2011 wurden in Brandenburg und Mecklenburg- Vorpommern für die Allgemeinmediziner eine Mindestumsatzgarantie und Ermöglichung, sich weiter zu bilden, als Anreize geschaffen[11]. 2007 gab es sogar Zuschüsse wenn eine Unterversorgung nur „in absehbarer Zeit" drohte[12]. Der zweite Status ist die Fehlversorgung, entsteht ein vermeidbarer Schaden[13]. Der letzte State beschreibt nun, dass die Versorgung über die Nachfragemenge hinaus besteht oder Leistungen erbracht werden, die keinen ersichtlichen Nutzenzuwachs nach sich ziehen[14]. Wenn die geplante Arztdichte um mehr als 10% überschritten wird, spricht man von einer Überversorgung, die durch eine Niederlassungssperre wieder reguliert

---

[5] Breyer / Buchholz (2009), S. 214
[6] Jacobs / Schulze (2011), S.7
[7] Pelz / Wernitz (2011), S.77
[8] Buzer.de (2013), §100
[9] Pelz / Wernitz (2011), S.77
[10] Pelz / Wernitz (2011), S.72
[11] Pelz / Wernitz (2011), S.72
[12] Abakus24.de (2007)
[13] Pelz / Wernitz (2011), S.77

werden kann[15]. Die Qualitätsziele, auf die das Gesundheitswesen ausgerichtet ist, sind Behandlungen ohne Komplikationen, die bei wirtschaftlicher Effizienz und hoher Patientenzufriedenheit durchgeführt werden[16]. Auf das resultierende Marktversagen auf Grund einer Überversorgung wird im nächsten Abschnitt eingegangen.

3.1 Aktuelle Probleme

Breyer und Buchholz sehen, dass „medizinische Güter und Dienstleistungen .. keine öffentlichen, sondern private Güter"[17] sind, auf die verschiedene Personen verschiedene Zugangsrechte haben und auch davon ausgeschlossen werden können. Ihre Annahmen aus Ihrem „Ersten Hauptsatz der Wohlfahrtsökonomik: In einer Ökonomie mit rein privaten Gütern und einer perfekten Eigentumsordnung ist jedes Marktgleichgewicht bei vollkommener Konkurrenz ein Pareto- Optimum"[18] wird auf dem Markt, den die Ärzte bereitstellen aufgehoben. Aber es findet sich keine vollkommene Konkurrenz (durch anbieter-induzierte Nachfrage), die Eigentumsordnung ist nicht perfekt und einige sozial-medizinische Güter sind nicht rein privat.

3.1.1 Strukturunterschiede im Status Quo

Regionale Unterschiede bestehen in allen Strukturgrößen. Zum Beispiel gibt es einen erheblichen Unterschied zwischen der Armut in Ost und West[19]. Das führt dazu, dass die Einwohner verschiedener Bundesländer sich nicht die gleichen Medikamente kaufen können. Auf die Behandlung beim Arzt dürfte sich das kaum auswirken, denn dort müssten, strukturell gegeben, auch die Kosten für die Dienstleistungen der Ärzte niedriger sein. Trotzdem ist nicht zu vergessen, dass der Arzt keine Preise setzen kann, sondern er muss sie verhältnismäßig zur Gebührenordnung festlegen[20].

Die soziale Ungerechtigkeit spielt auch vielfach in die gesundheitliche Lage einer Region mit hinein. „Insbesondere sozial benachteiligte Gegenden müssten besser ausgestattet werden, weil die Bewohner dort häufiger krank seien"[21], wird gefordert. Würde die Ärzte-Allokation über Gesamtdeutschland hinweg gleichmäßig reguliert, so müsste bedacht werden, dass eini-

---

[14] Pelz / Wernitz (2011), S.77
[15] Pelz / Wernitz (2011), S.72
[16] Pelz / Wernitz (2011), S. 132
[17] Breyer / Buchholz (2009), S. 191
[18] Breyer / Buchholz (2009), S. 93
[19] Breyer / Buchholz (2009), S.50
[20] Bundesärztekammer (2002), § 1 Abs. 1 GOÄ

ge Gebiete sozial benachteiligt sind, dadurch also krankheitsanfälliger und sie somit eine höhere Arzt- Ausstattung brauchen[22]. Nicht nur ein niedriges Einkommen, auch ein niedriger Bildungsstand und eine schlechte berufliche Stellung begünstigen sozial ungleiche Gesundheitschancen[23]. Die zu Grunde liegende gesellschaftliche Struktur wirkt sich auf die Arbeitslosigkeit aus, welche einen signifikanten Einfluss auf den Krankenstand hat. Bei der Untersuchung von Berliner Arbeitslosen ist erkennbar, dass das Gesundheitsrisiko mit der Dauer der Arbeitslosigkeit wächst[24]. Auch die Arztwahl hängt vom sozialen Hintergrund einer Person ab und sollte bei der Ärzteplanung bedacht werden: Den Facharzt suchen vor allem Jüngere und Angehörige aus höheren Schichten auf, wobei ältere Patienten und Kranke aus niederen Schichten sich an den Hausarzt wenden[25]. Die Inanspruchnahme medizinischer Leistungen und die Arztkontakte steigen, je höher das Einkommen ist[26]. Im Stern- Artikel findet sich eine ausführliche Aufschlüsselung der Krankheitsbilder nach Regionen in Deutschland. Für die Arztplanung müsste man die Facharztmenge in diesen Gebieten anpassen[27]. Auf all diese Faktoren, die in den Regionen schwanken, müsste so nun die Arzt- Versorgung angepasst werden, um es optimal auszugestalten.

3.1.2 Die Zweiklassengesellschaft in der Krankenversicherung

In Deutschland gibt es exklusiv ein System, in dem die Gesundheitsleistungen in zwei Klassen unterteilt sind: Die Private und die Gesetzliche Krankenversicherung. Es gibt spezielle Kriterien, die man erfüllen muss, um in die Private Krankenversicherung einzutreten. Auf die Details hierzu wird nicht eingegangen, da sie in Bezug auf die Ärzteverteilung keine Rolle spielen. Dennoch führt auch dieser Umstand dazu, dass sich in München mehr Ärzte befinden, als in Duisburg, obwohl beides annähernd große Städte sind. Die meisten Ärzte bevorzugen Privatpatienten und zwar nicht nur, weil die Patienten meist aus einer höheren Bildungsschicht mit höherem Einkommen stammen, sondern weil Ärzte an den Kassenpatienten nur noch fast die Hälfte verdienen, wie vor 20 Jahren[28]. Dieser Zweig ist damit sehr unlukrativ geworden. Im Jahr 2008 waren von 138 300 ambulant tätigen Ärzten 5 900 (4,3%) reine Pri-

---

[21] Treichel (2013)
[22] Hurrelmann / Richter (2009): S. 13
[23] Hurrelmann / Richter (2009): S. 13, S. 15, S.17
[24] Beyer (2002)
[25] Geling / Janßen / Lüschen (1996)
[26] Hessel /Gunzelmann / Geyer / Brähler (2000)
[27] Elmer, Christina (2012)
[28] Focus (o.A.) (2009)

vatärzte[29]. Auch hierdurch können für die Kassenpatienten eine Unterversorgung und lange Wartezeiten entstehen. Aktuell kursieren Pläne über die Abschaffung der privaten Krankenversicherung[30]; damit bleibt zu überdenken, wie sich diese auf die regionale Verteilung von Ärzten auswirken könnte.

3.1.3 Das Problem der schwankenden Strukturen

Aber es gibt noch andere Veränderungen, unter deren schwankenden Wirkungen man die Ärzteverteilung nicht planen kann, weil sie keinen stabilen Zustand erreicht. Unklar ist beispielsweise, wie sich der Medizintourismus in den nächsten Jahren auswirken wird und ob man auf Grund der Patienten, die sich im Ausland behandeln lassen, weniger Ärzte für die Versorgung in Deutschland benötigt[31]. Doch kann man hochkranke Personen schlecht transportieren und die meisten Deutschen schließen auch bei Reisen eine Versicherung ab, die es ihnen ermöglicht, im Krankheitsfall per Rücktransport eine Behandlung in Deutschland zu genießen. (15 200 Reisende holte allein die ADAC- Ambulanz 2010 zurück nach Deutschland.[32]) Menschen werden von der Bundeszentrale für gesellschaftliche Aufklärung immer wieder darauf hingewiesen, die work-life-balance wieder zurecht zu rücken. Mit der gestärkten Aufmerksamkeit sollten die psychosozialen beruflichen Belastungen reduziert werden und auch psychosomatische Probleme weniger werden[33], weswegen auch weniger Ärzte kurativ handeln müssen. Durch den demographischen Wandel muss man bedenken, wie man mit den älteren Leuten umgeht, die im Alter immobiler werden[34].

3.1.4 Marktversagen

Der komplette Markt in Deutschland wird vom Leistungsbringer dominiert, hier gibt es keine regionalen Differenzen. Hier zeichnen sich vier Sorten des Marktversagens ab, auf Grund derer es keine gleichmäßige Verteilung der Ärzte geben kann, sondern diese immer wieder verzerrt ist[35]. Asymmetrische Informationen und daraus resultierende angebotsinduzierte Nachfrage[36]: Durch den großen Konkurrenzdruck ergibt sich das Problem, dass die Ärzte sich

---

[29] Pelz / Wernitz (2011), S. 69
[30] Ratgeber- Geld.de (2013)
[31] Pelz / Wernitz (2011), S. 33
[32] ADAC (2010)
[33] Peter (2011)
[34] Lehmann / Uhlemann (2011)
[35] Pelz / Wernitz (2011), S. 170
[36] Pelz / Wernitz (2011), S. 170

gegenseitig Kunden zuschieben und Untersuchungen planen, die medizinisch gar nicht nötig und sinnvoll wären, nur um sich selbst und die Kollegen trotz der Überversorgung das Einkommen zu sichern[37],[38]. Es gibt verschiedene Schätzungen über die Menge der Überversorgung. Zum Beispiel glaubt man, dass 30 Prozent der Röntgen- Untersuchungen überflüssig sind[39].

Externe Effekte können die Planung der Ärztemenge deutlich stören, weil sie teilweise plötzlich und unvorhergesehen auftreten können. Ein Beispiel wäre hier, dass sich zwar nur eine Person nicht impfen lässt, dadurch aber viel mehr Leute in deren Umkreis angesteckt werden können, wodurch der Arzt mit einem gleichzeitigen Ansturm vieler Kranker zu kämpfen hat, die alle auf Grund ihrer kleinen Stichprobenmenge, der Meinung sind, dass die Wartezeiten zu lang sind[40]. Kinder aus sozial niederen Schichten haben einen schlechten Impfstatus[41].

3.1.5 Ärzte in der Stadt

Die Arztdichte in Deutschland ist regional unterschiedlich verteilt. Dadurch, dass die Stadtstaaten an der Spitze der Arztdichte (Hamburg 527 Ärzte pro 100.000 Einwohner) stehen, kann man ablesen, dass es die Ärzte doch mehr in die boomenden Städte zieht[42].

Die Vorteile der Ärzte in der Stadt, liegen darin, dass hier viele potentielle Kunden, Kollegen und strukturelle Vorteile vorhanden sind[43]. Es gibt hier mehrere Synergie- und Verbundeffekte, wenn viele das gleiche Equipment benutzen[44]: So manches Haus in einer deutschen Großstadt ist ein Ärztehaus, in dem viele Ärzte verschiedener Spezialisierungen praktizieren. Teilweise sind auch große Praxen an Krankenhäuser angeschlossen. Für den Patienten werden so nur kleinere Laufwege nötig. Aber auch Gemeinschaftspraxen mit mehreren Ärzten der gleichen Fachrichtung sind üblich. Die Vorteile liegen hierbei natürlich darin, dass die Lernkurven der Ärzte schneller steigen, wenn man den Kollegen zu Rate ziehen kann. Bei seltenen Krankheiten oder Fällen besteht die Möglichkeit, dass einer der anderen Ärzte ein derartiges Problem schon gemeistert hat. Davon profitieren Patienten und Ärzte. Für die Ärzte resultieren geringere Mietkosten, eine bessere Ausnutzung der technischen Anlangen und eine ge-

---

[37] Jacobs / Schulze (2011)
[38] Lehmann / Uhlemann (2011)
[39] Arztwiki (2013)
[40] Pelz / Wernitz (2011), S. 170
[41] Ellsässer, G. (2004)
[42] Klose / Uhlemann (2003), S. 8
[43] Lehmann / Uhlemann (2011), S.15
[44] Pelz / Wernitz (2011), S. 73

meinsame Verwaltung, was administrative Kosten minimiert. Andere Fixkosten, wie die durch technischen Fortschritt steigende Innovationskosten, werden auf mehrere Ärzte umgelegt, wodurch diese sich schneller amortisieren[45]. Durch die Besetzung der Praxis mit mehreren Ärzten nimmt der Arzt sich seine Rolle als Dienstleister für Gesundheit sehr stark an. Man findet auch im Notfall einen Ansprechpartner, der einen Einblick in die Krankenakte hat, wenn der eigene Arzt im Urlaub ist.

Ärzte können aber Kunden leicht an die Mitbewerber verlieren, denn die Wege sind kurz und Preise vergleichbar[46]. Verständlicherweise wird sich der Kunde dorthin begeben, wo er sich umsorgt fühlt. Der Patient kann den Arzt nur auf Grundlage seines Vertrauens auswählen, denn der Kunde hat keine Vergleichsmöglichkeiten „mit einer größeren Zahl vergleichbarer Behandlungen, die mangelnde Möglichkeit einer Qualitätsbeurteilung [außerdem kennt er nicht] die Besonderheiten medizinischer Fachinformationen"[47]. Wenn der Patient sich nicht auf seinen Arzt verlassen möchte, und eine zweite Meinung einholt, spricht man von Ärzte-Hopping[48], für das sich in der Stadt mehr Möglichkeiten bieten, als auf dem Land, da man noch mehr Fachärzte im engeren Umkreis hat. Auch das führt zu einer Ineffizienz auf dem Gesundheitsmarkt und die Überversorgung wird weiter ausgebaut.

3.1.6 Ärzte auf dem Land

Ärzte auf dem Land haben längere Anfahrtswege, wohingegen in der Stadt die Kunden den Arzt aufsuchen. Zudem beeinflusst viele herangehende Ärzte, dass es auf dem Land einen geringeren Privatpatientenanteil gibt[49]. Ebenso wirken sich aus, dass mit einem hohen Behandlungsaufwand an den Patienten gerechnet werden muss[50], wofür für den Arzt auf dem Land, besonders im Falle von Notdiensten, so genannten Primäreinsätzen, größere Anfahrtswege erforderlich werden. Unabhängig von der Arbeitsplatzausgestaltung ist es für Ärzte nachteilig, sich in ländlichen Regionen anzusiedeln, da hier die Betreuungsmöglichkeiten für Kinder nicht so gut ausgebaut sind, soziale und kulturelle Strukturen nicht genügend Anreiz bieten und zum Teil der Partner Probleme hat, einen passenden Arbeitsplatz zu finden[51]. Die

---

[45] Breyer / Buchholz (2009), S. 215
[46] Tatnom (2013)
[47] Probelektion SGD, S. 21
[48] Pelz / Wernitz (2011), S. 76
[49] Lehmann / Uhlemann (2011), S.16
[50] Lehmann / Uhlemann (2011), S.16
[51] Lehmann / Uhlemann (2011), S.16

ländlichen Gebiete bieten für junge Ärzte ohnehin wenig Anreize[52], werden aber in Zukunft noch schlechter die Ärztedecke halten können, weil es zwar jedes Jahr mehr Ärzte in Deutschland gibt, aber die Steigung stetig nachlässt. Zudem gibt es wenig Ärzte unter 35, so dass auch das Ärztetum zu Überaltern droht[53]. Allerdings ist das Argument verschiedenfach auslegbar, da das Arzt-Studium schon eine lange Zeit beansprucht. Zudem kommt, dass manche angehende Ärzte 13 Semester Wartezeit auf das Studium wegen des Nummerus Clausus haben[54]. Andere Autoren schätzen die Berufsaussichten im Arzt- Sektor so gut wie nie ein und betrachten den Gesundheitsmarkt als einen stabilen Wachstumsmarkt[55].

3.2   Aktuelle Gesetzgebung und Reformen

„In der Pflicht für ausreichende und flächendeckende ambulante Versorgung" werden von den Kassenärztlichen Vereinigungen Bedarfsplanungen aufgestellt[56]: Das Ziel der bestehenden vertragsärztlichen Bedarfsplanung ist, die Menge der Ärzte auf den Raum zu verteilen und Über- und Unterversorgung auszutarieren[57], [58]. Hierfür wird in 10 verschiedene Regionstypen untergliedert[59].Es zeigte sich, dass damit der Arztzuwachs reguliert wurde, ebenso wie sich die Ärzteverteilung anglich[60]. Erarbeitet wurde, dass der Umstand zwar durch die Bedarfsplanung reguliert werden konnte, jedoch nicht an Orten, wo bereits eine Überversorgung bestand[61]. Seit 1. Juli 2009 wurde auch in Deutschland ein Gatekeeping- Modell eingeführt, das so genannte Hausarztmodell[62]. Doch empirisch ließen sich keine Kosteneinsparungen feststellen[63]. Gründe hierfür sind, dass die Besuchsfrequenz dadurch nicht drastisch reduziert wurde und zudem die Gefahr eine Verschleppung besteht, wenn man dadurch, dass erst der Hausarzt aufgesucht werden muss, der den Patienten an den Facharzt überweist. Uhlemann und Lehmann sprechen davon, dass die zugrunde gelegte, aktuelle Arzt- Einwohner- Relation nicht mehr zeitgemäß sei[64].

---

[52] Themenportal (2012)
[53] Vincentz Network GmbH & Co. KG (2008)
[54] Studienplatz-Klage.de (2013)
[55] Pelz / Wernitz (2011), S. 7
[56] Pelz / Wernitz (2011), S. 72
[57] Lehmann / Uhlemann (2011), S.12
[58] Pelz / Wernitz (2011), S. 72
[59] Lehmann / Uhlemann (2011), S.12
[60] Lehmann / Uhlemann (2011), S.12
[61] Sachverständigen Rat (2001)
[62] Pelz / Wernitz (2011), S. 76
[63] Pelz / Wernitz (2011), S. 76
[64] Lehmann / Uhlemann (2011), S.11

3.3   Internationale Aspekte

Kuba ist mit 64 Ärzten pro 10.000 Einwohner der internationale Anführer in der Ärzte-Patienten-Quote, wohingegen sich 10.000 Einwohner in Deutschland 36 Ärzte teilen[65]. Trotzdem sehen einige Wissenschaftler eine überdurchschnittliche Versorgung in Deutschland[66]. Die Frage ist, ob es auf die Arztmenge ankommt oder auf die Wartezeit oder doch darauf, wie viele unterschiedliche Spezialisten man hat? Die EU- weite Anerkennung der Diplome und die guten Verdienste in der Bundesrepublik Deutschland führten zu Wanderungen[67]: Hier erzielte ein Allgemeinpraktiker um 1980 ungefähr das Doppelte von dem, was sein Kollege in Frankreich erhielt[68].

3.4   Problemlösungsansätze

Auf die Dichte- und Krankheitsallokation der Zukunft müssen sich heutzutage schon Ärzte und Planer einstellen. Für die Zukunft bleibt das Projekt, die Ärzteversorgung zu sichern und jedem den Zugang zu Ärzten zu ermöglichen und die Versorgung zu erhalten oder besser auszubauen. Diese Debatten werden eng mit Diskussionen um die Urbanisierung[69] verknüpft sein: Im anschaulichen Extremfall sähe die Frage so aus: Wenn alle Menschen auf Grund der 100%igen Urbanisierung in die Stadt ziehen würden, dann bräuchte es doch keine praktizierenden Ärzte mehr in ländlichen Gebieten. Absehbar ist, dass wie in allen Berufen auch von Ärzten mehr Flexibilität gefordert wird. Die Frage ist auch, ob die Berufe austauschbar sind, oder ob man sich nicht auf Grund der regionalen Stellung schon spezialisiert hat. Ob ein Arzt aus der Stadt gut damit zu Recht kommt, die Erstversorgung für alle langwirtschaftlichen Unfälle zu meistern? Um die Abdeckung der ländlichen Fläche durch ein Ärztenetz zu sichern, könnte man in diesen Regionen Telemedizin verwenden[70]. Durch den demographischen Wandel werden auch einige Ärzte in Rente gehen[71]. Ebenso gut könnte man versuchen, Anreize zu setzen, damit qualifiziertes Fachpersonal aus dem Ausland zuwandert[72]. Wegen der

---

[65]Lexas (2013)
[66] Dinger / Frie / Janßen / Ommen / Schiffmann (2011), S.151
[67] Breyer / Kifmann / Zweifel (2003), S. 502
[68] Breyer / Kifmann / Zweifel (2003), S. 502
[69] Bork, Tabea / Butsch, Carsten / Kraas, Frauke / Kroll, Mareike (2009)

[70] Hurrelmann / Richter (2009), S. 25
[71] Hurrelmann / Richter (2009), S. 13
[72] Vincentz Network GmbH & Co. KG (2008)

Sprachbarrieren wird dies jedoch schwer umzusetzen sein[73]. Um diese Pläne umzusetzen, bedarf es einer neuen Ausgestaltung des Ordnungsrahmens, weil die Versorgungslücken nicht nur verhindert werden sollen, sondern Konzepte überarbeitet werden, die auf die Bedürfnisse der Bürger eingehen. Eine erster Schritt ist das Vertragsarztrechtsänderungsgesetz, das den Ärzten nun eine flexiblere Gestaltung der Arbeitsorte und –zeiten bietet. So kann ein Arzt morgens in seiner eigenen Praxis arbeiten und dann nachmittags in einer Region mit Unterversorgung praktizieren. Flexibilität gibt es auch eine eingeführte Teilzulassung, wodurch Ärzte als Vertragsärzte und gleichzeitig im Krankenhaus praktizieren können.

4 Zusammenfassung

Die Arbeit beschäftigt sich mit der Frage, ob es sich beim Ärztemangel nur um ein regionales Problem handelt. Es wurde aufgezeigt, welche Rolle die Ärzte in der Gesellschaft spielen und in welcher Zwickmühle sie sich befinden. Der Begriff Ärztemangel wurde definiert und dieses Phänomen untersucht. Es ergeben sich verschiedene Faktoren, warum es subjektiv zu wenige Ärzte gibt. Regionale Unterschiede in der Ärzteversorgung sind zwar ein Problem, aber vorrangig sind der Auslöser für das Problem strukturelle Schwankungen, die in den verschiedenen Regionen verschiedene Ausprägungen haben und somit Unterschiede in der Attraktivität bilden. Auch sind die Bedürfnisse der Patienten nicht gleicht verteilt, wodurch es nicht vorrangig darauf ankommt, die Ärztedichte zu regulieren. Auf all diese Faktoren, die in den Regionen schwanken, müsste so nun die Arzt- Versorgung angepasst werden, um das System optimal auszugestalten.

---

[73] Breyer / Kifmann / Zweifel (2003), S. 502

Literaturverzeichnis

Abakus24.de (2007), *Wird die Unterversorgung mit Ärzten in bestimmten Regionen weiter abgebaut?,* http://www.abakus24.de/versicherungen/private_krankenversicherung/ faq/ausgabe.php?page=191, Stand: 20.05.2013

ADAC (2010): *ADAC-Ambulanz holt rund 15 200 kranke Urlauber zurück,* http://www.focus.de/auto/news/statistik-adac-ambulanz-holt-rund-15-200-kranke-urlauber-zurueck_aid_514282.html, Zugriff: 19.05.2013

Arztwiki (2013): *Unterversorgung,* http://www.arztwiki.de/wiki/Unterversorgung, Zugriff: 19.05.2013

Beyer M-A (2002): *Aktiv und gesund in der Arbeitslosigkeit? Wie aus einer Fragebogenaktion eine Projekt-Idee wurde – Erfahrungen aus dem Arbeitslosenzentrum in Berlin- Hohenschönhausen.* In: Mielck A., Abel M., Heinemann, H., Stender K.-P.: *Städte und Gesundheit. Projekt zur Chancengleichheit,* Lage: Hans Jakobs

Bork, Tabea / Butsch, Carsten / Kraas, Frauke / Kroll, Mareike (2009): *Megastädte: Neue Risiken für die Gesundheit,* Deutsches Ärzteblatt, 106(39): A , Seite 1877 bis 1881 oder: http://www.aerzteblatt.de/archiv/66070/Megastaedte-Neue-Risiken-fuer-die-Gesundheit, Zugriff am 19.05.2013 um 23:08 Uhr

Breyer, Friedrich / Buchholz, Wolfgang (2009): *Ökonomie des Sozialstaats,* 2. Auflage, Konstanz/ Regensburg: Springer- Verlag

Breyer, Friedrich / Kifmann, Mathias / Zweifel, Peter (2003): *Gesundheitsökonomie,* 4. Auflage, Heidelberg: Springer- Verlag

Breyer, Friedrich / Kifmann, Mathias / Zweifel, Peter (2009): *Health Economics,* 2. Auflage, Berlin: Springer- Verlag

Bundesärztekammer (2002): *Gebührenordnung für Ärzte,* http://www.aerztekammer-bw.de/10aerzte/42goae/volltext.pdf, Zugegriffen: 23.05.2013 7:26 Uhr

Buzer.de (2013): *Sozialgesetzbuch (SGB) Fünftes Buch (V),* http://www.buzer.de/gesetz/2497/b7007.htm, Zugriff am 24.05.2013 00:34

Destatis (2012): *Gesundheitspersonal - Gesundheitspersonal nach Berufen in 1 000,* https://www.destatis.de/DE/ZahlenFakten/GesellschaftStaat/Gesundheit/Gesundheitspersonal/Tabellen/Berufe.html, Stand 19.05.2013 17:35 Uhr

Dinger, Hanna / Frie, Kirstin Grosse / Janßen, Christian / Ommen, Oliver / Schiffmann, Lars (2009): *Der Einfluss von sozialer Ungleichheit auf die medizinische und gesundheitsbe-*

zogene Versorgung in Deutschland. In: Hurrelmann, Klaus / Richter, Matthias (2009): *Gesundheitliche Ungleichheit- Grundlagen, Probleme, Perspektiven*, 2. Auflage, S. 149 ff

Elmer, Christina (2012): *Der Gesundheit auf der Spur* http://www.stern.de/gesundheit/im-aktuellen-stern-der-gesundheit-auf-der-spur-1941115.html, Zugriff am 29.04.2013 03:20 Uhr

Ellsässer, G. (2004): *Impfprävention im Kinder- und Jugendalter. Hindernisse und Beispiele wirksamer Massnahmen im Land Brandenburg.* Bundesgesundheitsblatt- Gesundheitsforsch- Gesundheitsschutz 47: 1196-1203

Focus (o.A.) (2009): *Patienten spüren die Unterversorgung*, http://www.focus.de/finanzen/versicherungen/krankenversicherung/aerztepraesident-patienten-spueren-die-unterversorgung_aid_382641.html, Zugriff: 20.05.2013

Geling, O./ Janßen, C. / Lüschen, G. (1996): *Alter, Gesundheitsstatus und die Inanspruchnahme von Allgemein- und Fachärzten.* Soz Praventivmed 41, S. 36-46

Hessel,A./Gunzelmann T. / Geyer, M./ Brähler, E. (2000): *Inanspruchnahme medizinischer Leistungen und Medikamenteneinnahme bei über 60jährigen in Deutschland.* Gerontol Geritat 33: S. 289-299

Hurrelmann, Klaus / Richter, Matthias (2009): *Einleitung.* In: Hurrelmann, Klaus / Richter, Matthias (2009): *Gesundheitliche Ungleichheit- Grundlagen, Probleme, Perspektiven*, 2. Auflage

Jacobs / Schulze (2011): *Vorwort.* In: Jacobs, Klaus, Schulze Sabine (2011): *Sicherstellung der Gesundheitsversorgung. Neue Konzepte für Stadt und Land*, Berlin: WId=, KomPart Verlag

Klose, Joachim / Uhlemann, Thomas (2003): *Perspektiven der vertragsärztlichen Versorgung – droht in Deutschland eine Unterversorgung?*, GGW 1/2003 (Januar), 3. Jg., http://www.wido.de/fileadmin/wido/downloads/pdf_ggw/GGW_1-03_07-16.pdf, Zugriff am 22.05.2013 um 13:44 Uhr

Lehmann, Kathleen / Uhlemann, Thomas (2011): *Steuerungsprobleme der ambulanten vertragsärztlichen Versorgung.* In: Jacobs, Klaus, Schulze Sabine (2011): *Sicherstellung der Gesundheitsversorgung. Neue Konzepte für Stadt und Land*, Berlin: WId=, KomPart Verlag, S. 17 ff

Lexas (2013): *Medizinische Versorgung,*

http://www.laenderdaten.de/gesundheit/medizinische_versorgung.aspx, Stand: April 2013, Zugriff 24.05.2013 um 02:09 Uhr

Pelz, Jörg / Wernitz, Martin H. (2011): *Gesundheitsökonomie und das deutsche Gesundheitswesen- Ein praxisorientiertes Lehrbuch für Studium und Beruf,* Stuttgart: Verlag W. Kohlhammer

Peter, Richard (2009): *Psychosoziale Belastungen im Erwachsenenalter: Ein Ansatz zur Erklärung sozialer Ungleichverteilung von Gesundheit?.* In: Hurrelmann, Klaus / Richter, Matthias (2009): *Gesundheitliche Ungleichheit- Grundlagen, Probleme, Perspektiven,* 2. Auflage, S 199 ff.

Ratgeber- Geld.de (2013): *Gehört die PKV bald der Vergangenheit an?,*

http://www.ratgeber-geld.de/news/gehoert-die-pkv-bald-der-vergangenheit-an_2013-05-23.html , Zugriff: 24.05.2013 00:06

Sachverständigen Rat (2001): *Unterrichtung durch die Bundesregierung, Gutachten 2000/2001 des Sachverständigenrates für die Konzertierte Aktion im Gesundheitswesen, Bedarfsgerechtigkeit und Wirtschaftlichkeit, Band III, Über-, Unter- und Fehlversorgung,* http://dip21.bundestag.de/dip21/btd/14/068/1406871.pdf, Bundestag, Zugriff am 20.05.2013, 14:13 Uhr

Studiengemeinschaft Darmstadt (SGD) (2013): *Fachwirt/ in im Sozial- und Gesundheitswesen IHK,* Darmstadt: Eigenverlag Studiengemeinschaft Darmstadt

Studienplatz-Klage.de (2013): *NC Medizin - Numerus clausus Sommersemester 2013 und früher,* http://studienplatz-klage.de/alles-zum-hochschulstart/nc-medizin-numerus-clausus/ , Zugriff am 23.05.2013 um 17:12 Uhr

Tatnom, Sven (2013*): Professionelle Zahnreinigung: Preisvergleich lohnend,*

http://healthnewsnet.de/professionelle-zahnreinigung-preisvergleich-lohnend-4056, Zugriff am 24.05.2013 um 02:11 Uhr

Themenportal (2012): *„Landarzt gesucht" – Initiative gegen die Ärzteknappheit abseits der Ballungsräume,* http://www.themenportal.de/gesundheit/landarzt-gesucht-initiative-gegen-die-aerzteknappheit-abseits-der-ballungsraeume-96999, Zugriff: 22.05.2013 um 08:22 Uhr

Treichel, Thorkit (2013): *Gefühlte Unterversorgung oder tatsächlicher Mangel?*

http://www.berliner-zeitung.de/berlin/aerzte-in-berlin-gefuehlte-unterversorgung-oder-tatsaechlicher-mangel-,10809148,21882922.html, Zugriff am 23.05.2013 23:07

Vincentz Network GmbH & Co. KG (2008): *Ärzteversorgung: Regional große Engpässe*, http://www.altenheim.net/Infopool/Nachrichten/Aerzteversorgung-Regional-grosse-Engpaesse, Zugriff am 18.05.2013 um 21:09 Uhr